AF299448

RÉSUMÉ SUCCINCT

DES TRAVAUX

SUR L'EMPLOI EN MÉDECINE

DE LA

PROPYLAMINE ou TRIMÉTHYLAMINE

PAR G. MEYNET

Pharmacien de première classe, lauréat de l'École de
Médecine et de Pharmacie de Lyon.

SOMMAIRE :

Avant-propos. — Awenarius, Neliubin, Gaston. — De Kaleniczenko, médicaments propylamiques, huile de foie de morue, vues
nouvelles sur la valeur thérapeuthique des éléments qui la com-
posent. — Modes d'action de la propylamine, Fargier-Lagrange,
Dujardin-Beaumetz, Martineau. Ferréol, Namias, Van-Kols-
beck, etc. Conclusions conformes à celles des premiers expérimentateurs. — Quelle propylamine doit-on prescrire? Lettre de
Meynet, sur cette question, opinions d'Henri de Parville, de
Ferrand, du professeur Crolas. — Action physiologique des dragées Meynet d'extrait de foie de morue, (médication propylamique du professeur de Charkow), leur emploi en médecine,
leur association à l'acide arsénieux, Dragées Meynet de mé-
tallum album. — Potion propylamique concentrée, baume
propylamique. — Préparations pharmaceutiques.

CHEZ L'AUTEUR A PARIS

PHARMACIE DE L'EUROPE, 31, RUE D'AMSTERDAM.

MONSIEUR LE DOCTEUR,

L'emploi en médecine des ammoniaques composés, *propylamine, triméthylamine* et des sels dont ils sont la base, a pris en France, depuis quelques mois, le caractère d'un véritable événement. A peine connus hier, ils sont devenus tout à coup l'objet de discussions très-sérieuses au sein de la Société de Médecine des hôpitaux de Paris et de publications scientifiques d'une réelle valeur. L'honneur en revient au docteur Dujardin-Beaumetz, médecin distingué des hôpitaux de Paris, travailleur infatigable, qui se fait remarquer par la multiplicité de ses travaux en thérapeutique.

J'ai été pendant longtemps l'un des rares vulgarisateurs de ces produits, déjà connus à l'étranger et expérimentés sur une assez vaste échelle en Russie surtout, d'où est parti le mouvement. Depuis plus de dix ans, je n'ai cessé d'appeler l'attention des médecins sur les dragées Meynet d'extrait de foie de morue, m'attachant surtout à faire ressortir que ce médicament, très-riche en propylamine, lui devait en grande partie son incontestable efficacité.

J'ai donc tout lieu de me réjouir des nouvelles recherches entreprises à ce sujet et tout droit, au point où nous en sommes, de résumer les débats et d'en indiquer les principaux traits.

Les journaux de médecine, récemment publiés, contiennent d'intéressants détails historiques, de nombreuses descriptions de procédés plus ou moins ingénieux de fabrication et les formules chimiques. En ce qui touche à ce dernier point, c'est la science pure; je n'ai pas à m'en occuper. L'éminent professeur de la Faculté de Paris, le docteur Wurtz, a depuis longtemps déterminé, avec sa rectitude habituelle de jugement scientifique, la théorie atomique des ammoniaques composés, et le docteur Fargier-Lagrange a, le premier, démontré, d'une façon irréfutable, que l'alcali organique, dénommé propylamine par les premiers expérimentateurs, était, en réalité, son congénère, la triméthylamine. Quant aux autres points, je ne m'y arrêterai guère, me proposant seulement dans cet aperçu de préciser avec soin les propriétés de ce nouvel agent médicamenteux, de rechercher s'il y a lieu de préférer telle préparation à telle autre, et de démontrer que les observations les plus récentes confirment pleinement celles d'Awenarius et de Neliubin, les données expérimentales et les vues de mon vénéré maître et ami, le professeur de Kaleniczenko, de Charkow.

La propylamine est découverte, en 1850, par Wertheim. Presque aussitôt le docteur Awenarius, de Saint-Pétersbourg, d'abord, son compatriote, le professeur Neliubin, peu de temps après, l'appliquent au traitement du rhumatisme articulaire aigu et la préconisent comme un remède héroïque. Awenarius, à l'appui, a publié la relation de 250 cas de guérison; ce fut sur ses indications que beaucoup plus tard le docteur Gaston, de New-York, l'expérimenta, et ses publications (1872) ont inspiré au docteur Dujardin-Beaumetz l'idée d'essayer à son tour une méthode de traitement qui paraissait donner de si beaux résultats.

Dès son début dans la carrière médicale, il y a plus de trente ans, le docteur de Kaleniczenko, devenu dans la suite l'un des professeurs renommés de son pays, se livra plus particulièrement, entraîné qu'il était par son goût pour les sciences naturelles, à l'étude de la matière médicale et commença ses expérimentations sur les médicaments populaires de la Russie, convaincu d'ailleurs que, dans cette longue nomenclature de procédés et de moyens plus ou moins bizarres, il y a pour le médecin un vaste champ d'observations et de découvertes à faire, de pratiques parfaitement raisonnables à introduire dans la médecine. Il a mis à profit ses voyages dans les diverses parties du vaste empire russe et publié au fur et à mesure ses recherches dans de très-nombreux articles de journaux, brochures, notes, tantôt dans sa langue, tantôt en latin, tantôt en français. C'est au cours de ses travaux qu'il fut amené à reconnaître qu'un nombre assez considérable de substances, en apparence très-éloignées les unes des autres, appartenant même à des règnes différents, étaient reliées entre elles par un principe volatil commun, qui n'était autre que l'alcali organique, découvert un peu plus tard par Wertheim. Il donna alors à ce groupe le nom de *médicaments propylamiques* et n'en borna pas l'emploi à une seule maladie, mais l'étendit rationnellement à plusieurs autres.

Parmi ces médicaments, il en était un nauséabond et répugnant entre tous, l'huile de foie de morue, qui, de temps immémorial, était populaire dans le nord de la Russie, d'où il ne tarda pas à se répandre dans le monde entier. Un produit qui conquiert si rapidement les suffrages des médecins et des malades et dont le succès est aussi durable et aussi universel que celui de l'huile de foie de morue, possède évidemment des propriétés positives et mérite un examen attentif. On voulut donc connaître sa composition; les analyses succédèrent aux analyses; le professeur de Charkow ne tarda pas à se convaincre que cette huile appartenait au groupe propylamique dont elle pouvait être considérée comme l'un des types les plus élevés, et dans le livre qu'il a publié sous le titre de : *Notes sur la Propylamine* (1), il a résumé ses recherches et indiqué comment il comprenait l'action curative de ce médicament.

Je n'ai plus à faire connaître le mérite de cette œuvre originale, la plupart des journaux de médecine de la France et de l'étranger (2) en ont entretenu leurs lecteurs et l'ont fort élogieusement appréciée. Ce qu'il importe, c'est de mettre en relief sa théorie nouvelle de l'action de l'huile de foie de morue, acceptée, du reste, par bon nombre d'hommes éminents, parmi lesquels nous pouvons citer Awenarius et

---

(1) *Notes sur la Propylamine et les produits organiques qui la contiennent, huile et extrait de foie de morue et de leur utilité comparative en médecine,* par Jean de Kaleniczenko, docteur en médecine, professeur émérite de physiologie et de pathologie générale de l'Université de Charkow, conseiller d'État actuel, chevalier des Ordres de Sainte-Anne, de Saint-Stanislas, de Saint-Vladimir, etc., etc., etc., membre titulaire, honoraire, associé ou correspondant de diverses Sociétés savantes de la Russie et de l'étranger; 1 volume, chez J.-B. Baillière et fils, libraires, à Paris.

(2) Entr'autres la *France Médicale,* 18 avril 1870 ; l'*Echo Médical belge,* mai 1870 ; *Gazette hebdomadaire,* 14 février 1873 ; le *Mouvement Médical,* 22 mars 1873 ; le *Journal de Pharmacie,* professeur Gubler, mars 1873 ; le *Lyon Médical,* professeur Crolas, 13 avril 1873, etc., etc.

le professeur Coze, de Strasbourg. Je ne saurais mieux faire que de citer textuellement, pages 8 et suivantes :

« J'ai comparativement étudié les diverses sortes commerciales d'huiles de foie de morue, etc. »

Je dois sincèrement avouer que l'huile brune véritable non purifiée est, de toutes, la plus réellement efficace.

Il en faut trois fois moins que des autres . . . . . .

La supériorité de l'huile brune tient certainement à ce qu'elle renferme une bien plus forte proportion de propylamine (principe volatil à odeur désagréable dont nous avons parlé) et des éléments de la bile qui sont les agents essentiellement curatifs . . . .

Quant au corps gras qui leur sert de véhicule, il ne diffère pas par lui-même des autres graisses animales ; il agit comme aliment respiratoire, et je me garderai d'en révoquer l'utilité. »

« Des analyses des diverses sortes d'huiles de foie de morue, il résulte que ces huiles contiennent en minime quantité, les éléments iode, chlore, phosphore, brôme, que la brune paraît la plus riche en métalloïdes, que la presque totalité des substances propres à tout organisme entre dans leur composition qu'on y retrouve également les produits spéciaux du fiel. . . . .

Quant à la gaduine, ce n'est point, comme l'a cru Jongh, un principe particulier, mais simplement l'union intime, naturelle de la substance glycogène et de la graisse du foie ; et cependant quelque complètes que paraissent à première vue les analyses données par les auteurs, nous sommes obligés de constater leur insuffisance ; pas n'est besoin pour cela d'avoir recours aux réactifs. Notre organe olfactif seul nous avertit de la présence dans cette huile d'un principe (propylamine) qui la caractérise, lui donne son individualité et nous empêche de la confondre avec les autres corps gras. »

Ainsi, suivant de Kaleniczenko, l'huile de foie de morue ne doit pas seulement ses propriétés curatives au corps gras qui la constitue en majeure partie, aux métalloïdes dont elle ne contient qu'une faible proportion, mais elle les doit surtout à la propylamine ou mieux à la triméthylamine, et l'huile la plus chargée en propylamine, l'huile brune, est la plus efficace.

. Cette opinion peut paraître, je le sais, une nouveauté hardie et rencontrer des contradicteurs en France où beaucoup même parmi les plus instruits et les plus autorisés n'ont pu se faire encore une idée bien exacte de cette base dont le rôle était à peine soupçonné il y a quelques mois.

L'ancienne théorie qui attribuait exclusivement au corps gras, aliment respiratoire, la remarquable efficacité de cette huile compte encore des partisans, et cependant dans la pratique on a dû renoncer pour cause d'insuffisance à remplacer cette substance répugnante au goût et à l'odorat par d'autres corps gras, huiles de pied de bœuf, d'olives ou d'amandes ; les huiles·blanches de morue elles-mêmes ne sont presque plus conseillées.

Une autre opinion a cours ; tenant compte des deux éléments indiqués par les analyses, corps gras et métalloïdes, on a cru qu'il serait possible de la remplacer par des composés moins désagréables, huile iodée ou mélanges analogues ; le docteur Trousseau a même indiqué un mélange de beurre et de sel ioduré sans doute très-efficace dans les cas où l'iodure de potassium est indiqué, mais qui ne peut être considéré comme ayant le même genre d'action que l'huile. La pratique a également fait justice de ces diverses substitutions.

· J'en suis ·très-convaincu, les faits les plus nouveaux comme les plus anciens confirment les vues du professeur de Charkow, et plus les observateurs et les observations se multiplieront, plus cette vérité sera mise en lumière.

———————

Etudions donc au point de vue des caractères généraux et d'après les observateurs qui se sont succédé, les propriétés de cette base nouvelle. N'oublions pas toutefois que s'il existe une analogie nécessaire entre les différentes sortes de propylamines, quels qu'en soient la provenance et le mode de préparation, c'est celle des foies de ·morue que recommandent Awenarius, de Kaleniczenko et en général les médecins russes.

· Fargier-Lagrange, que l'on devra toujours citer à côté de Kaleniczenko, car il s'est inspiré des *Notes sur la Propylamine* dans sa thèse : *Essai sur la Triméthylamine* (25 juin 1870, Strasbourg), a précisé le côté chimique de la question ; il a le premier démontré qu'on avait confondu la propylamine avec

la triméthylamine, ce qui n'empêchera pas qu'on continuera
à désigner sous le nom de propylamine, plus doux à l'oreille,
une base qui devrait en réalité s'appeler triméthylamine ;
il a le premier analysé les urines des malades soumis au
traitement propylamique ; les observations sur lesquelles il
appuye ses conclusions, ont été prises dans le service du professeur Coze à l'hôpital civil de Strasbourg.

« Cette substance, dit-il, diminue les combustions intra-.
organiques, et abaisse le chiffre de l'urée ; elle diminue
l'activité circulatoire, abaisse la température ; elle exerce une
action sédative sur le système nerveux et diminue manifes-
tement les douleurs névralgiques et articulaires. Nous avons
cherché à faire ressortir autant que possible les effets favorables de la triméthylamine sur l'organisme malade ; nous
avons voulu faire voir que ce médicament énergique peut
entrer dans la pratique. »

« Cette thèse très-remarquable ne serait sans doute pas
passée inaperçue, écrit le professeur Crolas dans le *Lyon médical*, sans les malheureux événements qui sont presque
immédiatement survenus. . . . .

» Et, disons-le, les études entreprises par le groupe des
expérimentateurs actuels, MM. Dujardin-Beaumetz, Besnier,
etc., semblent devoir prouver la justesse de vue des médecins,
qui les premiers se sont occupés de cette question. »

Voyons donc quelles sont les conclusions auxquelles aboutit
le docteur Dujardin-Beaumetz, conclusions publiées avec
observations à l'appui dans différents journaux : *Union médicale, Gazette hebdomadaire, Bulletin de thérapeutique*,
réunies ensuite en brochures ; l'importance n'en saurait
échapper à personne, non-seulement à cause de la valeur
personnelle de l'auteur, mais encore parce qu'elles sont
appuyées des témoignages d'un groupe assez nombreux de
médecins distingués des hôpitaux de Paris, parmi lesquels
il convient de citer les docteurs Martineau, Ferréol, Gom-
bault, Brouardel, Bouchard, etc., etc.

« La triméthylamine, le chlorhydrate de triméthylamine
ne sont pas toxiques . . . .

La triméthylamine agit à n'en pas douter sur la circulation
du sang ; le professeur Guibert (1865) en prenant un gramme
de triméthylamine a vu son pouls tomber de 66 à 59 pulsa-

tions et même 54 . . . . . . Fargier-Lagrange (1870)
a montré cette même action dépressive. . . . .
Namias de Venise (1872), considère cette action particulière
de la triméthylamine comme supérieure à celle de la digitale
et de la digitaline . . . .

Dans nos recherches, cette dépression du pouls s'est aussi
nettement accusée, et M. Cadet Gassicourt, dans son service à
l'hôpital St-Antoine, en a observé un fait des plus curieux. »

Le docteur Beaumetz a fait sur lui-même une série de recherches tant avec la tryméthylamine qu'avec son chlorhydrate, et il a noté la diminution des pulsations et l'abaisse-
ment de température.

Le docteur Bouchard, dans son service à la charité, a
vérifié et confirmé par une série d'analyses l'assertion de
Fargier-Lagrange sur la diminution de l'urée.

Le docteur Beaumetz « admet que les solutions de triméthylamine ou de chlorhydrate de triméthylamine ont une
action réelle au point de vue physiologique comme au point
de vue thérapeutique ; elles abaissent la température, dimi-
nuent et modifient le pouls ; elles font baisser le chiffre de
l'urée. Voilà pour le point de vue physiologique.

Au point de vue thérapeutique, elles agissent d'une façon
fort nette dans le rhumatisme articulaire aigu et donnent des
résultats plus avantageux que toutes les autres méthodes pré-
conisées jusqu'ici et cela sans produire d'accidents ni de
perturbations graves.

Les seuls inconvénients résultent des compositions variables
des propylamines du commerce. »

Ces Messieurs paraissent, comme Awenarius, s'en être
tenu à l'emploi du nouvel agent dans le traitement des affections rhumatismales ; cependant, le docteur Dujardin-
Beaumetz, en raison des propriétés très-positives qu'il vient de
constater, ajoute « qu'il est appelé à rendre de grands services
dans le traitement des maladies circulatoires et fébriles. »

Ces conclusions confirment pleinement, quant aux propriétés générales, celles d'Awenarius, de Kaleniczenko, de
Fargier-Lagrange. Le docteur Audhoui (*Gazette hebdomadaire*, 14 février 1873) analysant la thèse de ce dernier, convient en fait que les expérimentateurs s'accordent sur les
propriétés générales de cet agent, qu'on a tout d'abord retiré

de l'huile de morue; il relève les diverses espèces de maladies contre lesquelles il a été préconisé : « de Kaleniczenko, contre les bronchites intenses, les maladies rhumatismales, les névroses, le rachitisme, les maladies de la peau, leucorrhée, dysménorrhée, aménorrhée, anémie, chlorose. »

Il convient, je crois, d'ajouter comme l'a fait dans son livre le professeur de Charkow, que s'il a appliqué la propylamine à un aussi grand nombre d'affections morbides, c'est qu'il l'a employée sous forme de dragées Meynet, d'extrait de foie de morue, c'est-à-dire non isolée des éléments avec lesquels elle est naturellement associée.

Nous lisons dans l'*Echo médical de Bruxelles* (mai 1873) :

« *Catarrhe des bronches et de la vessie*; traitement par la propylamine, par le docteur Van Holsbeek. — La propylamine enraie rapidement les douleurs sternalgiques, active la résolution, calme la toux et favorise l'expectoration. Dans le catarrhe vésical, la propylamine calme les douleurs, facilite l'émission des urines, qu'elle modifie rapidement et dont elle augmente la quantité. »

C'est là une nouvelle confirmation des expérimentations du docteur de Kaleniczenko.

J'ajouterai que presque tous les expérimentateurs, comme l'indique le docteur Beaumetz, ont signalé un énorme accroissement de l'appétit et plusieurs l'existence de l'exanthème propylamique; or, sur ces deux faits, le professeur de Kaleniczenko insiste particulièrement dans ses *Notes sur la Propylamine*, comme nous le montrerons plus loin.

––––––––––

En présence de résultats favorables généralement constatés, il est une question qui s'impose et que M. Henri de Parville a relevée en ces termes : (*Revue Scientifique des Débats*, 24 avril 1873) (1) :

« Nous sommes entrés dans ces détails techniques, pour

––––––––––

(1) « M. Beaumetz ignorait en commençant ses recherches qu'avant lui M. Fargier avait soutenu sa thèse de doctorat en 1870 à Strasbourg, précisément sur l'action de la propylamine; M. Meynet retirait aussi des macérations de foie de morue, un extrait renfermant beaucoup de propylamine, devenu l'objet d'une préparation pharmaceutique. » Note des *Débats*.

1.

que l'on voie bien que la question est complexe et que si l'on s'est trouvé en face de quelques résultats négatifs, c'est qu'aussi on avait pu administrer un tout autre agent que la substance qui s'est montrée active dans les essais de MM. Kaeniczenko, Dujardin-Beaumetz, etc., etc. »

Cependant, M. le docteur Beaumetz, dans son mémoire, semble n'attacher aucune importance à la question d'origine et bien que constatant la variabilité de composition des diverses sortes commerciales, il estime indifférent d'employer telle ou telle propylamine.

J'ai combattu cette opinion, que je crois erronée, dans une lettre que j'ai eu l'honneur de lui adresser à ce propos, lettre qui a paru dans la *Gazette hebdomadaire* du 9 mai 1873 et que je reproduis ici :

Sur la Propylamine.

A Monsieur le Docteur Dujardin-Beaumetz.

Monsieur le Docteur,

Quelques jours après la publication de votre premier Mémoire sur la triméthylamine, vous me fîtes l'honneur de me recevoir ; je vous apportai deux travaux importants sur la question dont vous vous occupiez : Notes sur la Propylamine du professeur Kaleniczenko de Charkow, Essai sur la Triméthylamine du docteur Fargier-Lagrange. Vous m'avez exprimé le désir d'expérimenter la propylamine d'Awenarius, et j'ai pris l'engagement de vous donner un échantillon de propylamine extraite des foies de morues ; c'est cette promesse que je viens tenir aujourd'hui, n'ayant pu le faire plus tôt, en raison de circonstances indépendantes de ma volonté.

Permettez-moi d'en profiter pour vous soumettre quelques observations simplement pharmaceutiques sur un sujet qui, grâce à vos remarquables travaux, s'impose en ce moment à l'attention du monde médical tout entier.

Depuis douze ans environ que j'étudie les foies de morues, huile, eaux, extrait et leurs succédanés, foies de raies, saumure de harengs, etc., j'ai eu à m'occuper du rôle que pouvaient jouer, dans la composition de ces diverses matières, l'ammoniaque et ses congénères les ammoniaques composés;

depuis neuf ans surtout, je me suis adonné avec une grande
ardeur à ces études, encouragé et guidé dans cette voie par
le docteur Kaleniczenko, le savant professeur de Charkow,
qui, depuis trente ans, étudiait, expérimentait et groupai
dans une même classe, sous le nom de médicaments pro
pylamiques, un assez grand nombre de substances animale.
et végétales liées entre elles par un principe volatil com
mun : la propylamine. Quant à la valeur thérapeutiqu
de chacune de ces substances et des diverses sortes d
propylamines qu'on en peut retirer, la pratique médical
et l'expérimentation peuvent seules éclairer les points obscu
et faire l'ordre dans ces richesses.

Aussi, tout en reconnaissant l'analogie qui existe ent
les diverses sortes de propylamines, ou plus exactement
triméthylamines, comme l'a, le premier, démontré le do
teur Fargier-Lagrange, tout en admettant que cette mê
analogie s'étende aux effets, je crois devoir formuler ce
taines réserves, et attendu qu'il ne me paraît pas absolume
démontré que tous les produits propylamiques soient ide
tiques, je pense qu'il n'est pas indifférent d'employer, sel
les cas, telle ou telle propylamine.

La propylamine ou triméthylamine peut être artificiel
ment préparée dans les laboratoires ou extraite directeme
avec et sans l'intervention de procédés chimiques, des su
tances qui la contiennent naturellement.

J'avoue n'avoir pas étudié la propylamine artificielle ;
ces questions de composés organiques si instables, si fac
ment modifiables et si complexes, il m'a toujours paru q
si au point de vue scientifique, il était très-intéressant
les connaître et d'en déterminer les caractères essentiels,
point de vue médical, ces composés organiques artific
devaient, dans la plupart des cas, être rangés à côté
eaux minérales artificielles qu'il ne viendra à l'idée d'au
médecin, aujourd'hui, de substituer aux eaux naturelles.
donc écarté, sans plus ample informé, les produits pro
lamiques nés dans les laboratoires des chimistes.

Un assez grand nombre de végétaux contiennent d
propylamine en quantité plus ou moins appréciable ;
nos pays la plante qui en contient le plus est le *Chenopod
vulvaria*. Un peu avant la guerre, j'avais entrepris de

tiver cette plante dans un coin de terre attenant à mon laboratoire à Asnières, et de l'étudier aussi complètement que possible ; les événements sont venus détruire ce que j'avais commencé ; depuis, je n'ai pu encore reprendre ce projet. Quoi qu'il en soit, il est pour moi certain que la propylamine de la vulvaire n'est pas identique avec celle des foies de morues, qu'elle se rapproche davantage de celle du hareng, qu'on ne peut économiquement songer à utiliser cette plante pour en obtenir la propylamine, mais que ses préparations pharmaceutiques sont à étudier, et qu'elles seraient peut-être d'un grand secours dans le traitement de certaines névroses.

La propylamine est un des principes qu'on rencontre le plus fréquemment dans les nombreux genres et espèces de poissons qui peuplent la mer, et sans parler des diverses parties de l'esturgeon, caviar ou œufs, balyk gras ou muscles dorsaux, des sardines, des anchois, etc., qui en contiennent en proportion notable, j'arrive immédiatement aux deux véritables sources où, pour les usages médicaux, on devra, selon moi, puiser uniquement la propylamine.

Propylamine de harengs. — Propylamine de morues. — La saumure de harengs, les foies de morues, huile, eaux, extrait, contiennent, en quantité relativement considérable, de la propylamine, soit à l'état libre, soit à l'état de combinaison et très-vraisemblablement sous forme de chlorhydrate.

Les premiers expérimentateurs, Awenarius en tête, et avec lui le plus grand nombre des médecins russes, ont accordé la préférence à la propylamine de morue, d'autres ont essayé celle de hareng, et semblent croire indifférent d'employer l'une ou l'autre ; que ces deux propylamines qui ont tant d'analogie entre elles donnent des résultats analogues, il n'y a rien là qui doive surprendre ; toutefois, je ne pense pas qu'il y ait identité absolue d'action, et avec les médecins russes, je crois qu'on devra donner la préférence à celle de morue.

La question ainsi ramenée à l'examen de deux produits, je les ai comparativement étudiés, et j'ai cherché à me placer dans les meilleures conditions possibles pour obtenir les produits tels que la nature nous les offre sans modification aucune. J'ai donc institué mes opérations de façon à recueillir, d'une part, toute la propylamine qui se trouve à l'état libre dans les matières premières, en évitant l'emploi de tout agent chimique ; d'autre part, voulant obtenir celle qui se trouve dans ces mêmes matières à l'état de combinaison, et, me souvenant d'une observation faite dans l'un de ses cours par M. Boussingault, à propos du dosage de l'ammoniaque libre dans les matières organiques, « qu'on devait rejeter l'emploi des alcalis puissants, potasse, soude, chaux, qui avaient l'inconvénient d'agir sur les congénères de l'ammoniaque et de les transformer en ammoniaque », je me suis servi de l'oxyde de magnésium.

J'ai ainsi obtenu une propylamine de hareng, une propylamine de morue, qui diffèrent sensiblement l'une de l'autre ; celle de hareng a une odeur ammoniacale qui la rapproche des divers échantillons de propylamine du commerce avec lesquels j'ai pu la comparer, cependant cette odeur est moins prononcée et elle est dominé par une odeur de hareng très-franche.

La propylamine de morue a une odeur *sui generis* qui ne rappelle pas celle de l'ammoniaque, assez désagréable d'ailleurs et d'une persistance inouïe. Bien entendu, les produits qu'on recueille ensuite sont fortement ammoniacaux.

Le réactif le plus sensible de ces divers produits est bien certainement l'odorat, qui permet de différencier, sans crainte de confusion, les sortes de propylamines ; je n'en connais pas de meilleur, car les réactifs de l'ammoniaque donnent les mêmes réactions avec les diverses sortes d'ammoniaques composés ; ainsi, pour n'en citer qu'un exemple, cette magnifique coloration bleue que développent avec tant d'intensité quelques gouttes d'ammoniaque dans une solution de sulfate de cuivre est immédiatement obtenue avec les diverses sortes de propylamines, aussi bien avec celle de morue qu'avec celle de hareng ou celles du commerce.

Une différence importante à signaler entre la triméthylamine et l'ammoniaque, différence sur laquelle j'ai basé mes procédés d'extraction, c'est que la triméthylamine boût à une température très-inférieure à celle de l'ammoniaque, ce qui permet de l'obtenir exempte d'ammoniaque.

Il me semble utile, en terminant, d'indiquer quelques particularités qui pourront peut-être contribuer à l'étude de ce médicament.

Les employés de mon laboratoire et moi, nous avons toujours constaté, chaque fois que nous nous sommes occupés de préparations propylamiques, ce qui se renouvelle plusieurs fois par an, un redoublement extraordinaire d'appétit : la digestion s'opère bien, je n'ai jamais remarqué qu'elle fût troublée ; après une journée passée dans cette atmosphère, on éprouve un besoin de dormir qui ressemble un peu à celui que donne l'ivresse, on est imprégné de cette odeur, de telle sorte que malgré tous les lavages possibles on ne peut de longtemps s'en débarrasser, et qu'on la garde dans le nez pendant des heures entières ; enfin, j'ai plusieurs fois remarqué chez certains individus une sorte d'urticaire sur les bras et la poitrine.

Veuillez agréer, Monsieur le Docteur, l'assurance de ma respectueuse considération.

G. MEYNET,

**Pharmacien de première classe,
Lauréat de l'École de Médecine et de Pharmacie de Lyon.**

La *France médicale* (n° 27), sous la signature de M. Ferrand, contient des réflexions analogues : les propylamines expérimentées, y est-il dit, sont complexes ; il est sage de s'en tenir à ces produits naturels déjà expérimentés.

Le professeur Crolas va plus loin : « Il est utile de savoir, dit-il, à quelles sources naturelles on pourra puiser la propylamine et de connaître les divers médicaments propylamiques, car la triméthylamine n'est pas, en raison de son odeur et de sa saveur désagréable à l'état isolé, d'une administration facile ; de plus, elle est très-instable, variant suivant son origine et son mode de préparation ; on peut se demander s'il n'est pas dans bien des cas préférables de s'en tenir aux médicaments propylamiques.

Nous devons nous demander quelle est la composition de ce médicament en prenant pour type les dragées Meynet qui ont servi aux expérimentations du professeur de Kaleniczenko et du docteur Fargier. Nous voyons qu'elles sont composées d'un extrait concentré des eaux des foies de morues associé à du beurre de cacao; elles contiennent les principes solubles de la bile, la matière glycogène du foie, des sels chlorures, bromures, iodures, de l'acide phosphorique, une notable proportion de matière azotées, ammoniacales et enfin 3 °/₀ de propylamine dont l'odeur est facilement reconnaissable dès que l'on écrase une de ces dragées; en un mot, tous les principes médicamenteux des foies solubles dans l'eau, peu solubles au contraire dans l'huile, ce qui explique que l'huile de foie de morue n'en contient que des traces. »

Cette dernière observation nous ramenant à nos dragées Meynet d'extrait de foie de morue, base de la médication propylamique du docteur de Kaleniczenko, je vais placer sous vos yeux divers passages du livre du professeur russe qui y sont relatifs. Mais auparavant permettez-moi, Monsieur le Docteur, de dire ici, afin de prendre date, un mot de recherches auxquelles je travaille depuis longtemps et que je compte publier; mes dragées Meynet doivent leur efficacité non-seulement à la propylamine et aux autres principes dont nous avons parlé, mais encore à une combinaison particulière du phosphore avec la matière animale, combinaison déjà entrevue mais très-imparfaitement déterminée.

Action physiologique des dragées Meynet d'extrait de foie de morue

« Avant d'aborder cette consciencieuse étude d'un médicament d'une très-grande valeur thérapeutique, avant de faire l'exposé sincère d'une expérimentation minutieusement conduite pendant plus de six ans et qui porte sur près d'un millier de malades, je crois devoir déclarer que j'ai toujours et exclusivement employé l'*extrait de foie de morue de Meynet de Paris* et les divers produits pharmaceutiques à base de cet extrait préparé par ce pharmacien; que, par conséquent, ce que je pense, ce que j'écris sur les propriétés et l'efficacité de l'extrait de foie de morue se rapporte uniquement à l'extrait fabriqué par Meynet et aux produits de Meynet.

Tel qu'il est obtenu des eaux de foie de morue, par les méthodes les plus propres à conserver les principes fixes sans changement dans leur état de combinaison moléculaire, à empêcher la déperdition des principes volatils, à assurer la constante régularité de son action, l'extrait de foie de morue possède au plus haut degré la forte et franche odeur de la propylamine, ainsi que sa désagréable saveur; double et sérieux obstacle à son emploi en médecine. On ne peut raisonnablement espérer vaincre cette difficulté par l'addition de substances capables de détruire cette odeur et cette saveur sans être arrêté par la crainte parfaitement justifiée de détruire le remède même. M. Meynet s'est donc borné à présenter son extrait sous formes de pilules dragéifiées, c'est-à-dire recouvertes d'une enveloppe compacte, serrée; de gomme et de sucre, suffisante pour rendre l'ingestion facile et cependant très-soluble dans l'estomac.

Les dragées Meynet pour adultes et les petites dragées pour enfants (grains Meynet) n'ont aucun des inconvénients de l'huile de foie de morue; elles n'inspirent ni répugnance, ni dégoût; elles n'irritent pas la gorge, elles ne provoquent ni nausées, ni vomissements; le malade qui en prend une, deux et même trois à la fois, si cela est nécessaire, éprouve, une demi-heure après les avoir prises, une douce et agréable chaleur dans l'estomac, bientôt suivie du désir de manger; le même phénomène a également lieu chez l'homme bien portant, l'appétit venu, le malade mange, la digestion s'opère régulièrement, la constipation, même opiniâtre avec tenesme, efforts douloureux, cesse par l'emploi journalier de six à huit dragées; les coliques flatulentes se calment, les intestins fonctionnent facilement; l'usage prolongé de ces mêmes dragées amène une amélioration notable de l'état général; le sommeil est calme, la sécrétion des urines se fait convenablement; de rouges, troublées, sédimenteuses qu'elles étaient, elles deviennent jaune-paille et ne laissent déposer qu'une insignifiante quantité de sédiment blanchâtre contenant un peu de phosphate de chaux; les chairs se remplissent, les formes s'arrondissent, l'embonpoint renaît, la respiration est plus libre, plus profonde, les mouvements de locomotion deviennent plus vifs, plus énergiques, les forces s'accroissent; enfin, quatre-vingt-dix fois sur cent, on constate chez les personnes qui ont pris sans discontinuer trois ou quatre cents dragées une augmentation en poids : les unes ont acquis une ou deux livres, d'autres trois ou quatre; j'en ai même vu qui avaient gagné cinq et six livres. J'ai remarqué chez plusieurs, sur le dos et sur la poitrine, une éruption à la peau de forme exanthématique, que j'ai nommé *exanthème propylamique*. Ce phénomène annonce toujours l'heureuse terminaison de la maladie.

J'ai fréquemment conseillé ces dragées à des enfants mous, paresseux, lymphatiques : leur appétit s'en augmentait considérablement et devenait constant; ils étaient plus gais, plus vifs, plus forts résistant mieux à la fatigue, leur sang était, au bout d'un certain temps, plus fibrineux, plus coloré, plus riche en hématies. L'extrait de foie de morue n'est pas sans avoir une influence très-marquée sur le flux cataménial dont le retour et la durée cessent d'être capricieux. Le sang menstruel des femmes anémiques soumises à ce régime devient plus épais ; les douleurs de reins, les coliques de bas ventre, la lassitude dans les jambes, symptômes qui, dans la dysménorrhée, précèdent et accompagnent l'apparition des règles, deviennent tolérables et tendent à se dissiper complétement.

De ce qui précède, il résulte évidemment que les dragées Meynet rétablissent l'intégrité des fonctions digestives, qu'elles déterminent une nutrition plus complète et par suite une augmentation des globules rouges dans le sang, un accroissement de muscles et de force musculaire, une vitalité plus énergique, qu'elles seront utilement conseillées aux sujets affaiblis, anémiques, chez lesquels la respiration est incomplète, gênée et dans les maladies dyscrasiques ou cachectiques.

Docteur J. de KALENICZENKO. »

M. le docteur Beaumetz, nous l'avons dit, a fait cette remarque commune d'ailleurs à la presque unanimité des expérimentateurs, que sous l'influence de la propylamine l'appétit est considérablement augmenté ; il semblait naturel d'en déduire que ce médicament serait utile pour combattre certaines affections de l'estomac. Je ne crois pas qu'on y ait encore songé, mais le docteur de Kaleniczenko avait déjà constaté ce fait, comme nous venons de le voir, et en avait tiré la conséquence. « J'employais, dit-il, les dragées Meynet dans les maladies suivantes : *dyspepsie, anorexie, cardialgies, éructations, digestions lentes, difficiles avec superoxydation des sucs gastriques, nausées, vomissements;* le résumé qui suit de mes observations sur ce point, fera connaître avec quel remarquable succès elles agissent. »

Je ne citerai ni les observations qui suivent, ni celles relatives aux diverses maladies traitées avec succès par la médication propylamique ; cela m'entraînerait trop loin. Je renvoie donc le lecteur aux *Notes sur la Propylamine,* dont je me bornerai à transcrire ici la conclusion :

« J'ai fini ; si j'avais voulu rapporter dans leurs détails les nombreuses observations que j'ai recueillies, j'aurais écrit un volume au lieu d'une simple brochure (80 pages). Je crois avoir démontré l'importance qu'on devra dorénavant accorder à la médication propylamique et l'utilité vraiment remarquable qu'on retirera de l'emploi judicieusement fait des *dragées Meynet* d'extrait de foie de morue. J'espère avoir réussi à fixer l'attention de mes confrères de tous les pays, sur un médicament de même nature et de même origine que l'huile de foie de morue, dont l'usage leur est familier, mais n'ayant aucun de ses inconvénients, ne produisant pas de troubles des fonctions digestives, facile à administrer sous un petit volume et sous une forme qui plaît aux malades, d'une efficacité incontestablement de beaucoup supérieure à celle de l'huile.

« J'invite les médecins à expérimenter eux-mêmes ce médicament. J'en suis assuré, comme moi, ils constateront sa très-réelle efficacité et sa supériorité sur l'huile de foie de morue ; comme moi, ils renonceront à prescrire cette huile, qu'un très-grand nombre de malades ne peut supporter et ils ne se verront plus dans la nécessité de lui substituer de prétendus succédanés ou d'impuissants palliatifs.

« Les *dragées Meynet* doivent être désormais rangées parmi les agents thérapeutiques les plus utiles à l'humanité ; telle est ma conviction, telle sera ma conclusion. »

—————

LES DRAGÉES MEYNET, LES GRAINS MEYNET d'extrait de foie de morue pur ou associé à divers médicaments, sont depuis longtemps entrés dans la pratique médicale. Les médecins, et ils furent nombreux, qui, les premiers voulurent bien les expérimenter, n'ont pas cessé depuis de les prescrire dans leur clientèle et d'en propager l'emploi parmi leurs confrères. De vive voix souvent, mais surtout par lettres, ils ont témoigné des excellents résultats obtenus de l'emploi de mes préparations ; je n'ai livré à la publicité le nom d'aucun de mes correspondants, ne me croyant pas le droit de le faire sans leur explicite consentement et ne voulant pas éveiller d'honorables susceptibilités ; ils m'ont aidé de leurs conseils ; qu'ils en reçoivent ici mes affectueux remerciements. Grâce à eux, grâce à cette expérience de laboratoire qui ne se peut acquérir que par une longue pratique, les DRAGÉES ET GRAINS MEYNET ont atteint, au triple point de vue de l'efficacité comme médicament de la facilité d'administration aux malades, de la bonne préparation et de la conservation du produit, une perfection qui ne sera pas dépassée ; aussi, sont-elles de plus en plus et dans toutes les contrées substituées aux diverses huiles de foie de morue brune et blanche et à leurs succédanés.

Mais le succès, et il est facile d'en saisir la cause, ne saurait se produire **sans exciter l'envie** qui en est comme la consécration. C'est à l'envie que **nous devons d'avoir vu notre extrait et nos dragées d'extrait de foie de morue soumis au contrôle impartial et souverainement compétent, en pareilles matières, des Ecoles de médecine et de pharmacies de Paris,** gardiennes vigilantes de la santé publique.

Si nous parlons de **cet examen qui leur a été favorable,** c'est, non pour éclairer votre opinion, faite depuis longtemps sur la valeur thérapeutique de nos produits, mais simplement pour constater la nécessité de se tenir en garde contre les contrefaçons et les imitations, et vous prier de **toujours formuler les préparations d'extrait de foie de morue sous notre nom et la garantie de notre signature, seul moyen d'éviter** les substitutions qu'on serait tenté de faire.

Veuillez agréer, Monsieur le Docteur, l'assurance de mon profond respect.

G. MEYNET,
Pharmacien de 1re classe,
41, ancien 39, rue d'Amsterdam, Paris.

Un des praticiens distingués de Paris, le docteur Bergier, médecin du chemin de fer de l'Ouest et de l'Assistance publique, qui, depuis longtemps déjà, prescrivait mes dragées de foie de morue et leur associait souvent le traitement arsénical, m'a prié de préparer des **dragées d'extrait de foie de morue arsénié** selon la formule suivante :

Acide arsénieux, un milligramme.
Extrait de foie de morue Q. S.
Pour une pilule.

Cette sorte de dragée qui n'est délivrée que sur la prescription d'un médecin doit être prescrite sous le nom de **dragées Meynet** au **metallum album.**

J'ai pensé que ces pilules, très-scrupuleusement dosées, pourraient, dans quelques cas, offrir aux médecins une ressource thérapeutique nouvelle. C'est pourquoi je m'empresse de les leur faire connaître.

G. MEYNET,

Jusqu'ici, Monsieur le Docteur, notre médication propylamique avait surtout été instituée en vue des maladies chroniques et dans le but de remplacer l'huile de foie de morue dans la pratique médicale. Aujourd'hui que la propylamine tend à s'affirmer de plus en plus comme un médicament d'une efficacité non douteuse contre les maladies aiguës et spécialement contre le rhumatisme, nous avons jugé à propos de compléter la série de nos préparations propylamiques par deux produits nouveaux.

Je crois avoir assez insisté sur l'efficacité de la propylamine de morue et sur la nécessité d'employer un médicament toujours identique à lui-même à la place des propylamines si variables du commerce pour n'avoir pas à appeler plus longtemps votre attention sur les produits que nous préparons nous-même dans notre laboratoire avec les procédés qu'une longue expérience nous a permis de perfectionnuer.

Sous le nom de **Propylamine Meynet,** nous préparons une potion aromatique concentrée dosée à 15 centigrammes de propylamine par cuillerée à café. Nous avons choisi comme véhicule une liqueur d'écorces d'oranges amères et de zest de citrons, sorte de curaçao qui masque mieux la saveur désagréable de la propylamine que la menthe ou l'anis, qui ne sont pas toujours parfaitement supportées (ci-contre dose et mode d'emploi).

Sous le nom de **Baume Propylaminé Meynet,** nous avons préparé un médicament pour usage externe qui n'est autre que le baume opodeldoch laudanisé liquide dans lequel nous avons substitué à l'ammoniaque la propylamine ; son odeur est assez agréable, l'essence de lavande domine. Je pense que, dans beaucoup de cas, il est appelé à rendre de vrais services comme calmant et dérivatif. Le docteur Schotz a prescrit avec succès des compresses de saumure de poissons pour envelopper les membres dans les rhumatismes, et le professeur Guibert a conseillé des frictions avec la propylamine sur les articulations atteintes de rhumatisme. Plusieurs médecins qui ont prescrit mon **Glycérolé de foie de morue** en ont également obtenu de bons résultats; je crois qu'on devra lui substituer mon **Baume propylaminé** d'un emploi beaucoup moins désagréable et plus actif.

Nos nouvelles préparations expérimentées par un grand nombre de médecins dans les affections rhumatismales aiguës où elles donnent des résultats surprenants, sont également prescrites avec succès pour combattre les affections rhumatismales chroniques.

Nous croyons avec la plupart des expérimentateurs que les médications internes et externes se complétant l'une par l'autre, il est souvent avantageux de les employer simultanément.

EXTRAIT DE FOIE DE MORUE

Préparations
*Pharmaceu-
tiques*
à
L'EXTRAIT
naturel
de foie de Morue

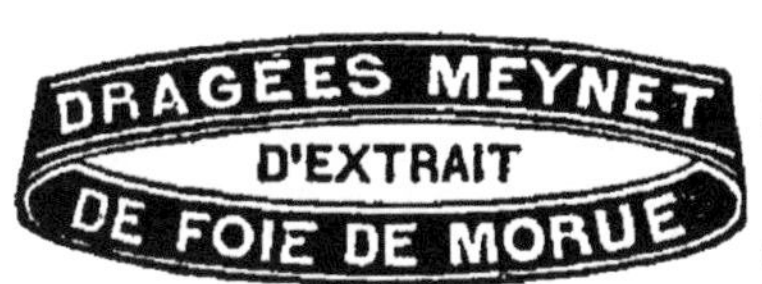

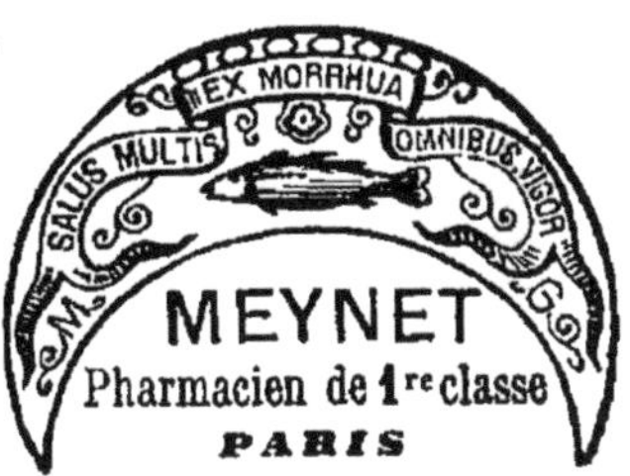

LABORATOIRE

A LA SABLIÈRE

(Asnières — Seine)

COMMISSION — EXPORTATION

DE

MEYNET

Lauréat de l'école de médecine et de pharmacie de Lyon. Honoré d'une médaille d'honneur pour services dans les ambulances pendant le siége de Paris.

Seul véritable inventeur des Dragées d'extrait de foie de Morue

(Dragées Meynet, Grains Meynet, Sirop, Propylamine Meynet, Baume propylaminé Meynet.)

MÉDAILLES AUX EXPOSITIONS UNIVERSELLES DE PARIS ET DE LYON.

Le Conseil de santé de St-Pétersbourg a autorisé l'emploi de nos préparations dans l'Empire russe.

Médication propylamique

du Professeur JEAN De KALENICZENKO

Scrofules — Rachitisme — Vices du sang — Maladies de la peau — Syphilis — Tubercules — Phthisie — Consomption — Maladies nerveuses — Maladies de langueur — Anémie — Chlorose — Pâles couleurs — Troubles des organes de la digestion, etc. Convalescence, Amélioration, Guérison.

DRAGÉES MEYNET

D'EXTRAIT DE FOIE DE MORUE PUR

La boîte de 100 dragées : 3 fr.

UNE DRAGÉE ÉQUIVAUT A ENVIRON DEUX CUILLERÉES A BOUCHE
D'HUILE DE FOIE DE MORUE.

Doses et mode d'emploi. — De 2 à 6 dragées et même 8 par jour
en deux fois, une heure avant ou deux après les repas, ou mieux
encore en mangeant, soit au commencement, soit au milieu du repas. Il faut les avaler comme des pilules. Quelques personnes préfèrent les prendre et même les croquer avec des confitures.
On les prescrit dans tous les cas où l'huile de foie de morue est
indiquée.

GRAINS MEYNET D'EXTRAIT PUR

LA BOITE : **3** *francs*.

CINQ GRAINS ÉQUIVALENT A ENVIRON UNE CUILLERÉE A
BOUCHE D'HUILE, DIX GRAINS A UNE DRAGÉE MEŸNET.

Grains Meynet, petites dragées, du volume de l'anis sucré,
destinées aux enfants et aux personnes qui ne peuvent avaler des
pilules.
Les grains Meynet sont faciles à doser, faciles à avaler, on peut
au besoin les croquer.
On les prescrit dans les mêmes circonstances et de la même ma-
nière que les dragées dont elles ont la même composition.
Doses : de 1 à 7 ans. . . . . . . de 2 à 15 grains
de 7 à 15 ans et au-dessus de 20 à 60 grains
par jour.

DRAGÉES MEYNET

AU MÉTALLUM ALBUM

(AsO3, un milligramme par pilule).

ET D'EXTRAIT DE FOIE DE MORUE

100 dragées : 3 fr. 50

(Dragées argentées), doses de 1 à 4 par jour.

Cette sorte n'est jamais délivrée que sur pres-
cription d'un médecin.

Préparées d'après la formule et sur la demande d'un des médecins distingués de Paris, ces dragées sont à la fois plus efficaces et
plus facilement tolérées que les autres préparations arsenicales.

SIROP MEYNET D'EXTRAIT PUR

Le flacon : 3 francs.

Une cuillerée à café équivaut à environ une cuillerée à bouche d'huile.

Certaines personnes préfèrent le médicament sous forme liquide. Le sirop Meynet au vin d'Espagne se prend en deux fois, une heure avant ou deux heures après le repas, ou mieux au commencement des repas.

De la naissance à un an, 1/3 de cuillerée à café par jour; de 1 à 2 ans, 2/3 de cuillerée à café; de 2 à 5 ans, une à une 1/2 cuillerée à café; de 5 à 12 ans, deux à quatre cuillerées à café, pour adultes, de 1/2 à deux cuillerées à bouche par jour.

PROPYLAMINE MEYNET

POTION AROMATIQUE CONCENTRÉE

A la Triméthylamine (15 centig. par cuillerée à café) extraite **des Foies de Morues** selon la prescription des docteurs AWENARIUS et DE KALENICZENKO, soulagement rapide, guérison assurée des affections RHUMATISMALES et goutteuses.

CHAQUE FLACON CONTIENT CINQ POTIONS, c'est-à-dire la quantité suffisante pour cinq jours de traitement : le flacon, 5 francs.

6 flacons, 25 francs.

Mode d'emploi :

Donner toutes les 3 ou 4 heures, 1/2 heure avant le repas ou 2 heures après une cuillerée à café de la potion soit pure, soit dans 1/2 verre d'infusion de feuilles de houx ou de Viburnum opulus, le flacon tout entier peut être pris dans environ 5 fois 24 heures, en général un flacon suffit pour la guérison. Pour les enfants et les personnes délicates, on administrera des doses plus faibles, une cuillerée à café dans un 1/2 verre d'infusion à prendre en 2 fois de 3 h. en 3 h.

Après guérison et pour la maintenir, continuer la MÉDICATION PROPYLAMIQUE par les DRAGÉES MEYNET d'extrait de foie de morue pur ou à l'iodure de potassium selon les cas et les conseils du médecin.

Quand il y a des douleurs intolérables, comme dans le rhumatisme articulaire, la sciatique, etc., on calmera presque instantanément les douleurs en badigeonnant les parties douloureuses au moyen d'un pinceau avec le BAUME PROPYLAMINÉ MEYNET.

Avis essentiel.

Le l'ropylamine ou Triméthylamine, médicament héroïque prescrit par les sommités médicales de tous les pays comme le spécifique des Rhumatismes, est un produit facilement altérable ; celle du commerce est fréquemment mal préparée ou altérée ; il est donc essentiel de n'employer que la véritable Propylamine extraite des foies de morues par MEYNET, pharmacien, qui depuis nombre d'années s'occupe de cette délicate préparation et de s'assurer que la bande qui scelle le couvercle de l'étui est intacte et estampillée de la signature MEYNET à l'encre bleue en travers de la marque de fabrique.

Baume Propylaminé de Meynet,

Le flacon : 3 francs.

Mode d'emploi :

Etendre au moyen d'un pinceau une légère couche de ce Baume sur les parties douloureuses et recouvrir avec de la ouate.

SOULAGEMENT RAPIDE.

Dépôts principaux :

PARIS, pharmacien de l'Europe, 41 (ancien 39), rue d'Amsterdam.
BRUXELLES, pharmacie anglaise de CH. DELACRE, Montagne de la Cour.
LONDRES, BURGOQUE, BURBIDGE et C°.
VIENNE, CH. NEUSTEIN et C°, Plankenglasse, 6.
MOSCOU, MATTHEYSEN, St-Pétersbourg, drogueries, pharmacies.
SUISSE, BURKEL, frères, de Genève.
CANADA, DELAU et C°, à Montréal.
AGENCES : En Espagne, Portugal, Italie, et principales pharmacies de la France et de l'Étranger..

5991 — Amiens, Typ. LAMBERT-PRIEUR, place du Grand-Marché.

www.ingramcontent.com/pod-product-compliance
Ingram Content Group UK Ltd.
Pitfield, Milton Keynes, MK11 3LW, UK
UKHW020143080726
13614UKWH00005B/2384